L'auteur

Claire Lecarpentier découvre la passion du cheval tardivement, sur les plages de Tunisie. C'est là que son aventure commence vraiment avec l'achat d'un pur-sang arabe avec lequel elle découvre le plaisir sans fin des randonnées.

Lorsqu'elle revient habiter en France, Claire découvre l'endurance, la discipline reine pour cette race de chevaux. Les kilomètres à cheval augmentent. Les heures en selle aussi.

Au cours des 5 années suivantes, Claire acquiert 4 autres chevaux (un Barbe, un Hanovrien, un SBS et un Selle Français) ce qui lui permet de pratiquer d'autres disciplines : l'attelage, le travail sur le plat et le CSO.

Avec l'ABC du Cheval, Claire Lecarpentier décide de partager son expérience de cavalière-propriétaire non professionnelle: elle révèle aussi bien les erreurs qu'elle a commises que ses difficultés ou ses bonnes pratiques.

LES 15 BLESSURES ET MALADIES DES PIEDS DU CHEVAL est le second ouvrage de la série "Les indispensables".

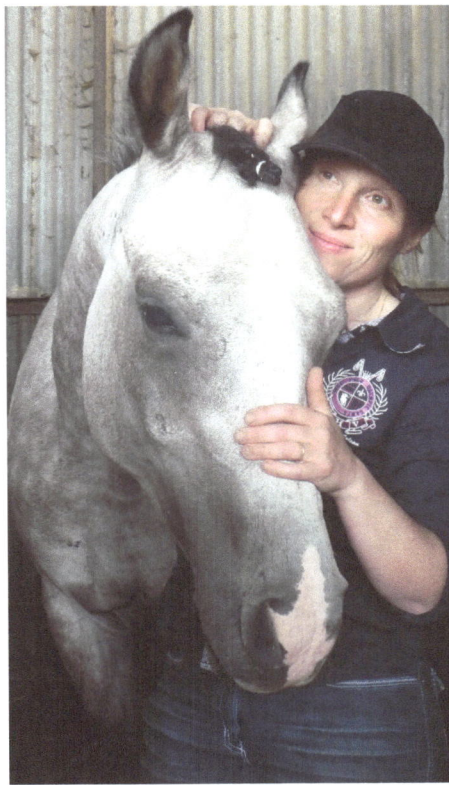

Depuis son arrivée en France et la découverte des hébergements en box, Claire Lecarpentier a dû apprendre à traiter les pieds de ses chevaux, notamment des pourritures. Et dans la discipline qu'elle pratique (l'endurance), l'adage : "pas de pied, pas de cheval" s'applique encore plus qu'ailleurs. Car il faut de sacrés bons pieds et de bonnes ferrures pour parcourir plus de 100km !

LES 15 BLESSURES ET MALADIES DES PIEDS DU CHEVAL recense les maladies et blessures les plus communes. Vous pourrez non seulement reconnaître les problèmes mais aussi les prévenir.

Avec son format de poche hyper-pratique, vous pouvez le garder tout le temps sur vous, dans une sacoche de randonnées ou dans votre sac de pansage, par exemple.

Table des matières

Description

Ce sont des blessures produites au sommet du sabot dans la région de la couronne et généralement occasionnées par un faux mouvement du cheval. Par exemple, dans un tournant, il peut placer un pied sur le sommet de l'autre. Toutes les atteintes ne provoquent bien sûr pas de boiterie mais certaines peuvent occasionner une contusion et même une blessure grave, cause d'une douleur vive et d'une boiterie.

Il faut les soigner au plus vite.

Traitement

La blessure doit être bien lavée s'il y a de la boue ou de la saleté dedans, puis elle doit être pansée avec un peu de teinture de myrrhe.
On peut aussi badigeonner la plaie avec du collodion (à acheter en pharmacie) pour former une couverture de protection. Si la plaie présente beaucoup de déchirures il faut détacher toutes les parties arrachées, plonger le pied dans un bain d'eau chaude, le recouvrir d'un cataplasme, et, quelques heures après, le panser avec une compresse imbibée d'huile phéniquée et maintenue par un bandage.

Faites vous même votre teinture de myrrhe

Ingrédients
20 g de myrrhe
100 ml d'alcool à 70°
Préparation : Faire macérer la myrrhe dans l'alcool pendant 10 jours. Agiter fréquemment.
Posologie : Appliquer quelques gouttes de teinture sur les parties atteintes, deux ou trois fois par jour à l'aide d'un coton-tige

---

Vous pouvez aussi vous en procurer sur internet : http://www.aroma-zone.com/aroma/resines.asp?Nocache=0%2C668108069046559

Abcès au pied

Description

L'abcès au pied est généralement le résultat d'une atteinte ou de toute autre blessure. Il se produit le plus souvent sur la sole vers les quartiers ou vers les talons. Il occasionne une forte boiterie et beaucoup de douleur au toucher. C'est une maladie grave qui demande du temps, de la patience et des soins habiles.

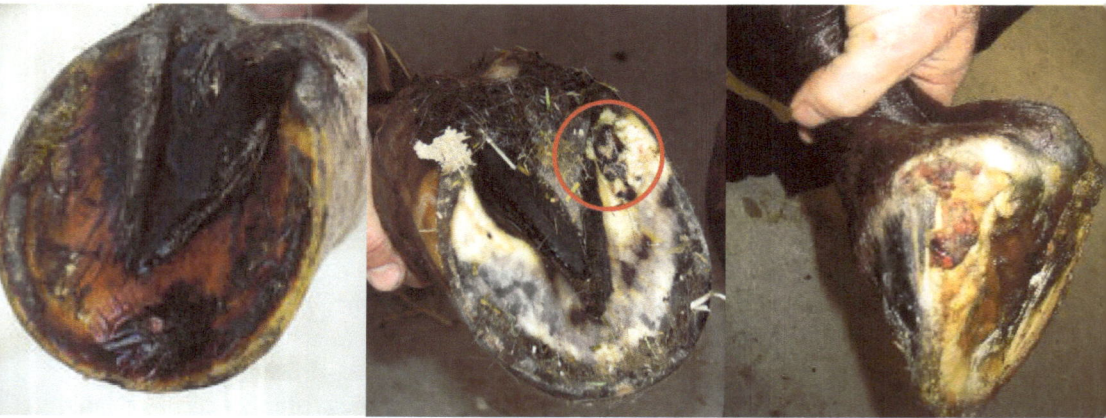

Traitement

Si l'on ne peut recourir au vétérinaire, il faut enlever le fer et parer la sole pour découvrir si l'abcès est causé par une blessure située à cet endroit (pour nettoyer le pied, il est conseiller de le tremper quelques minutes dans un saut d'eau tiède additionnée d'un peu d'eau de javel) .

Il faut alors ouvrir l'abcès pour permettre l'échappement du pus en râpant la corne de la paroi pour diminuer la pression. Il faut ensuite lotionner le pied avec de l'eau chaude pendant une heure ou deux, et appliquer un grand cataplasme de sel d'Epsom destinés à assouplir la sole.

Quand l'abcès s'ouvre, il peut être nécessaire d'agrandir l'ouverture ; en tous les cas, il faut y introduire tous les jours, au moyen d'une sonde, un tampon de charpie trempée dans de l'acide phénique pur en allant tout au fond de l'abcès et jusqu'à ce que la plaie soit complètement séchée (désinfecter avec de la Vétédine ou de la Bétadine savon).

Si le cataplasme est fait dès que le drainage est fait, le cheval récupère généralement dans les quatre jours qui suivent. Il doit rester au repos durant la convalescence, qui peut réclamer près de deux mois dans certains cas.

Description

La seime est une fente dans la paroi du sabot et qui peut se produire à n'importe quelle place, mais on la trouve le plus souvent sur le devant du pied postérieur et au quartier du pied antérieur, généralement à l'intérieur.

Cette fente peut se produire soudainement par suite d'une grande fatigue et souvent aussi par suite d'une sécrétion défectueuse de la corne. Elle commence au sommet près de la couronne et s'étend vers le bas, pénétrant vers les parties sensibles de l'intérieur qui saignent et sont contusionnées: elle cause une forte boiterie et une vive douleur.

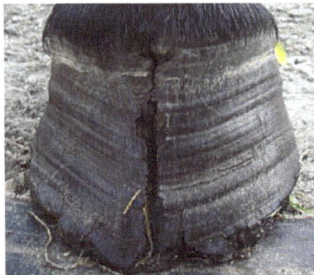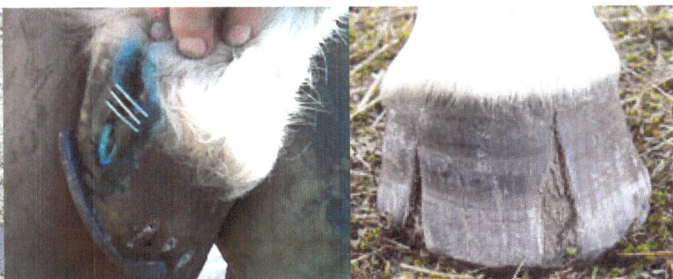

Traitement

Enlever le fer, râper la corne à l'endroit de]a fente pour diminuer la pression, plonger le pied, pendant une heure environ, dans un seau d'eau chaude et appliquer un cataplasme.

Si la boiterie continue, il faut appeler le maréchal-ferrand.

Celui-ci découvrira la partie blessée pour voir s'il y a commencement d'infection.

Ceci fait, il pourra être nécessaire de mettre des cataplasmes pendant quelques jours jusqu'à ce que l'inflammation disparaisse. Si on aperçoit des granulations poreuses, on devra, de chaque côté de celles-ci, parer la corne avec soin.

Appliquer un pansement de compresse imbibée de goudron de Stockholm ou d'huile phéniquée et maintenir ce pansement par un bandage; quand la partie malade sera durcie, on pourra mettre le fer et commencer à promener le cheval doucement, si celui-ci ne boite pas.

Mais auparavant, il est préférable d'enlever une partie de la portion inférieure de la paroi au-dessous de la seime, de façon à soulager cette paroi de la pression du fer.

En même temps, on frictionnera la couronne avec un onguent révulsif. Parfois, on pratique au fer rouge une entaille au sommet de la seime et immédiatement au-dessous de la couronne.

Cette opération ainsi que l'onguent révulsif provoquera la croissance de la corne.

Dans certains cas, la fissure est rattachée par des agrafes spéciales qui saisissent la paroi de chaque côté.

En tout cas, il est bon, avant de faire travailler le cheval de protéger la partie malade avec de l'étoupe goudronnée, maintenue par une courroie ou par de la ficelle goudronnée jusqu'à croissance complète de la corne saine.

Description

La sole et la fourchette sont particulièrement exposées aux blessures et aux contusions occasionnées par les débris de verre, les pierres pointues, les clous ou les éclats de bois.

Ces accidents causent des boiteries et des douleurs proportionnées à leur gravité.

Les blessures de la fourchette sont parfois accompagnées d'hémorragies abondantes qu'il faut arrêter de suite en bouchant la plaie avec une compresse ou en appliquant un peu de muriate de fer.

Presque toujours, il faut avoir recours au maréchal pour examiner le pied et pour parer la corne au point blessé, de façon que les parties sensibles n'aient à supporter aucune pression quand elles commencent à enfler.

Il peut être nécessaire de plonger le pied dans l'eau chaude pendant quelque temps et d'appliquer ensuite un cataplasme.

Description

Une bleime est une contusion de la membrane qui couvre les os du pied, immédiatement au-dessous de la sole de corne, et qui peut se produire à n'importe quel point de cette membrane. Toutefois, elle se présente le plus souvent au talon interne dans l'angle entre la fourchette et la barre, où la sole est très mince et la pression très grande.

Elle se manifeste par une tache de sang dans la corne.

Celle-ci est parfois tout à fait molle et spongieuse, et le devient davantage à mesure qu'on la pare, pour s'approcher de la partie sensible.
Dans d'autres cas, la tache est jaune et rouge, dans d'autres encore elle est tout à fait superficielle et peut-être facilement enlevée.
Certains pieds sont plus prédisposés que d'autres aux bleimes. Ce sont ceux aux talons faibles ou aux talons très forts.

Le genre de travail influe également sur leur formation. Les allures vives et les routes dures sont des causes de bleime assez fréquentes, moins fréquentes cependant peut-être que les maladresses commises par le maréchal : le pied a été trop paré et trop râpé, le fer a une mauvaise forme, a été mal appliqué ou est resté trop longtemps.

Il n'y a pas forcément de boiterie même si la bleîme est conséquente.

Si le cheval souffre quand il se tient debout, il « craint son pied » et un coup de marteau sur la paroi à côté de la bleime le fera tressaillir et manifester de la douleur.

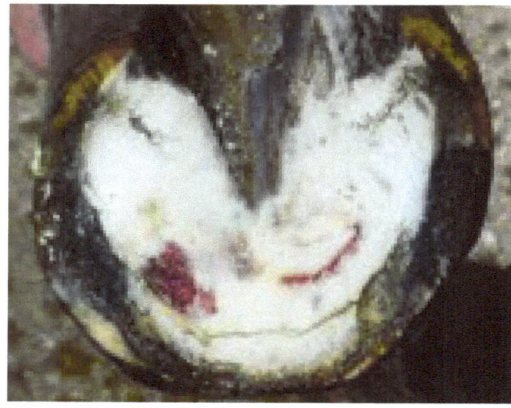

Traitement

Les bleimes peuvent être évitées très souvent par une bonne ferrure.

Si l'animal a une tendance naturelle à contracter des bleimes on doit le ferrer, soit avec des fers péri plantaires à viroles, soit avec des fers de trois quarts ; dans tous les cas, la fourchette doit pouvoir reposer sur le sol.

S'il y a boiterie, le fer doit être enlevé, la corne parée, la bleime mise à jour, de façon à constater l'étendue du mal et à permettre au pus de s'échapper s'il y a lieu.
On mettra des cataplasmes jusqu'à disparition de la douleur et de la boiterie, puis on appliquera un fer ne pressant pas sur le talon, en choisissant ce fer d'après l'étendue de la blessure et la structure du pied.

Le danger d'une bleime qui suppure est que le pus se fraye un chemin jusqu'à la couronne et y détermine un abcès.

Fourchette pourrie

Description

C'est une maladie de la fourchette qui se met à sécréter des humeurs fétides. Elle peut être causée par un long séjour dans l'humidité, sur une litière sale. En général, c'est un signe que le pied est mal soigné.

Traitement

La fourchette pourrie n'occasionne pas souvent de boiterie, sauf dans les cas graves.

La cure s'effectuera au moyen de fréquents pansements des crevasses avec de l'étoupe imbibée de goudron de Stockholm ou d'acide phénique. S'il y a boiterie, des lotions et des cataplasmes de charbon de bois seront nécessaires. Pour éviter la fourchette pourrie comme pour la guérir, le pied doit être maintenu aussi sec que possible, la fourchette ne pas être parée, et la paroi être abaissée autant qu'il est nécessaire pour qu'une pression s'exerce sur la fourchette ; l'application de fers minces est indispensable.

Avec ses propriétés antiseptiques et antifongiques, l'huile essentielle d'arbre à thé est LE produit à utiliser pour soigner la fourchette pourrie.

Différentes recettes existent, en utilisant aussi de l'argile verte, ou de l'huile essentielle de lavande.

- La plus simple : huile essentielle d'arbre à thé et vinaigre de cidre. L'huile essentielle va être diluée dans un mélange pour moitié d'eau et pour moitié de vinaigre de cidre. Ajouter de 15 à 30 gouttes d'huile essentielle d'arbre à thé.
- La complète : argile, miel, huile essentielle d'arbre à thé et d'eucalyptus

Pourquoi ça marche ? Le vinaigre de cidre a un pH acide, qui contribue à tuer les bactéries, et complète l'action de l'huile essentielle.

Le mélange de l'argile verte et de miel va donner une pâte grasse et asséchante, qui a l'avantage de bien rentrer dans les lacunes, et d'éviter les cotons ou les bandes de gazes à imbiber de solution. L'huile essentielle d'eucalyptus est elle aussi antibactérienne et antifongique, elle complète l'action de l'huile de l'arbre à thé. Et le thym contenu dans le miel est aussi un puissant anti-bactérien, avec une action vaso-dilatatrice qui va stimuler la fourchette.

Description

C'est un degré plus avancé de la fourchette pourrie et qui atteint le plus souvent les chevaux de trait assez communs. Cette maladie est exclusivement causée par de la négligence dans l'entretien de l'écurie ou dans l'entretien du pied. Elle se manifeste par une inflammation poreuse de la membrane sensible de la fourchette et de la sole, surtout au pied postérieur.

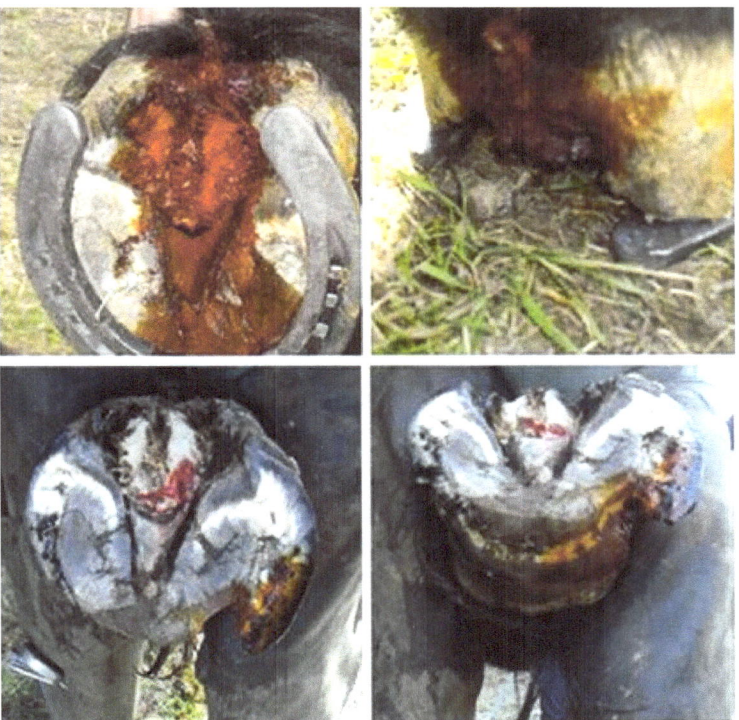

Traitement

Cette maladie est extrêmement difficile à guérir. Elle demande beaucoup d'habileté et de patience, et un amateur ne saurait se risquer à entreprendre tout seul le traitement.

Fourbure ou inflammation du pied

Description

Cette inflammation est confinée surtout au tissu feuilleté qui unit la paroi du sabot aux parties internes.

Les feuilles placées en avant sont les plus sérieusement atteintes. Ces feuilles sont au nombre de cinq ou six cents au moins et elles entourent la partie antérieure et les parties latérales de l'os du pied, les plus grandes et les plus vasculaires se trouvant devant. Ce sont celles-ci qui sont atteintes de la façon la plus aiguë.

La congestion de ces feuilles produira des symptômes semblables à ceux de l'inflammation.

Les causes sont les suivantes : séjour trop long dans une même position, fatigue sur terrain dur, dérangement des voies digestives causé par une mauvaise nourriture, une inflammation locale ou une purgation excessive, condition pléthorique, manque d'exercice, blessures au pied, inflammation des poumons, mauvaise ferrure, etc. Les pieds antérieurs sont le plus souvent atteints. Dans certains cas, les quatre pieds sont enflammés.

La fourbure est très douloureuse, car les parties enflammées se trouvent renfermées dans une boîte de corne rigide qui ne permet aucune expansion quand l'enflure se produit. La respiration et le pouls sont dérangés, et le cheval montre clairement sa détresse.

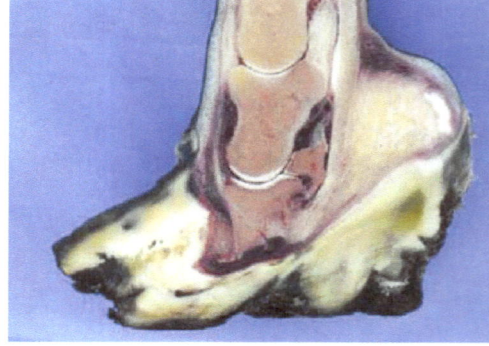

Pour soulager la partie antérieure des pieds, si ce sont les pieds de devant qui sont atteints, le cheval lance les membres antérieurs en avant, de façon à faire porter la plus grande partie possible de son poids sur les talons, en plaçant les pieds postérieurs sous le corps pour servir d'appui. Il restera pour ainsi dire figé dans cette position, et il sera très difficile de l'en faire bouger.

Si l'inflammation affecte les pieds postérieurs, ceux-ci seront encore placés sous le corps, mais les pieds antérieurs seront rejetés en arrière, de façon à soulager autant que possible les membres atteints. Quand on essaye de faire reculer l'animal, il montre une grande répugnance à remuer ses membres, et ses pieds restent cloués au sol. Si l'on essaye de lever l'un des pieds, l'animal manifeste une grande souffrance.

Quelquefois même il se couche et refuse de se lever. Les sabots sont brûlants et si on les frappe avec un marteau ou un bâton, on augmente considérablement la douleur.

Traitement

La fourbure aiguë est une maladie très grave qui peut non seulement déformer complètement le sabot ou le faire tomber, mais qui peut même causer la mort de l'animal.

S'il y a seulement congestion ou inflammation moins aiguë, les conséquences ne sont pas aussi fatales. Il peut suffire alors d'enlever les fers, d'abaisser la paroi des pieds au moyen de la râpe (de façon à faire reposer la plus grande partie possible du poids du corps sur la sole et sur la fourchette, de maintenir pendant quelque temps les pieds dans un récipient d'eau chaude ou d'eau froide et de les recouvrir d'un cataplasme pendant quelques jours.

Il est bon de faire coucher le cheval en employant au besoin la force s'il ne veut pas le faire volontairement.

Le sol de la stalle ou du boxe doit être recouvert d'une litière molle ou de mousse. Dès que la douleur disparaît, il faut pour commencer ne promener le cheval que sur un terrain mou.

L'alimentation consistera en « mashes » assez liquides auxquelles on pourra ajouter un laxatif doux, un demi-litre d'huile de graine de lin par exemple.

Dans un cas aigu, même traitement en ajoutant aux aliments 30 ou 40 grammes de bicarbonate de soude, deux ou trois fois par jour.

On pourra pratiquer à la lancette la scarification de la couronne et administrer de dix à vingt gouttes de teinture d'aconit diluées dans un demi-litre d'eau, deux ou trois fois, à intervalles de quatre heures.

Pendant un certain temps après la guérison, il faudra veiller attentivement à la façon de faire travailler le cheval et de le ferrer : la sole ne devra pas être parée et la fourchette devra venir en contact avec le sol.

Quand l'inflammation devient chronique, ce qui a lieu très fréquemment, les actions du cheval sont plus ou moins altérées, les talons se posant sur le sol d'une façon très particulière.

A l'écurie, l'animal a également tendance à se tenir sur ses talons. Les pieds sont généralement plus chauds que s'ils étaient sains, surtout après avoir marché. Ils se déforment plus ou moins, les soles s'aplatissent, les talons sont plus profonds et le devant de la paroi perd son obliquité.

Des anneaux caractéristiques apparaissent, étroits et profonds sur le devant, plus larges et plus plats par derrière. Les pieds sont également plus sensibles quand on est sur les routes dures et les genoux restent plus ou moins droits. Il se produit souvent entre la paroi, la sole et le tissu feuilleté une séparation qui laisse subsister une cavité contenant de la corne en poudre et qui est connue sous le nom de fourmilière (seedy-toc).

Dans ce cas-là, le traitement est surtout palliatif; le cheval doit rester sur une litière de tan ou de mousse et être placé, pendant plusieurs heures par jour, dans une stalle recouverte de terre glaise arrosée d'eau salée. On peut également lui permettre de courir dans les prairies humides.

Un révulsif sera appliqué de temps en temps autour de la couronne et la ferrure devra être très soignée.

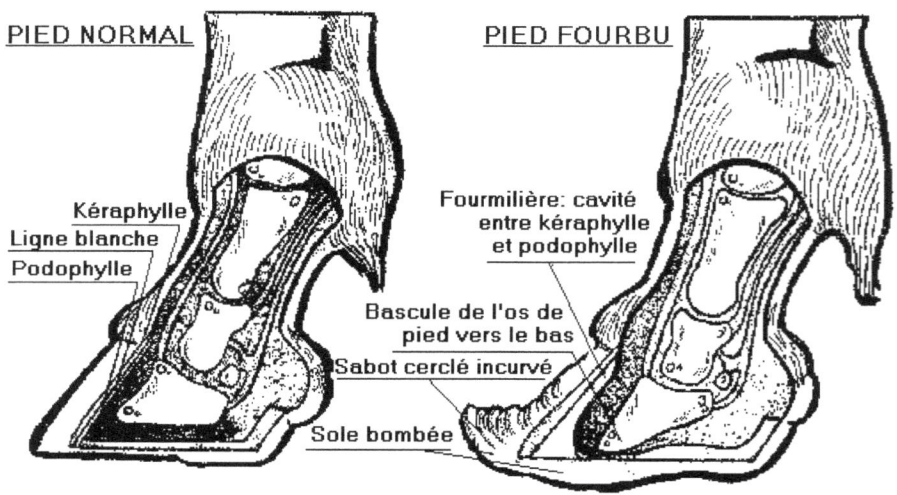

PIED NORMAL

Kéraphylle
Ligne blanche
Podophylle

PIED FOURBU

Fourmilière: cavité
entre kéraphylle
et podophylle

Bascule de l'os de
pied vers le bas

Sabot cerclé incurvé

Sole bombée

Description

Elle peut être occasionnée par une blessure résultant du fer ou d'un clou enfoncé trop près du vif, ou par tout autre agent pouvant provoquer une inflammation. Elle peut exister parfois sans aucun signe extérieur jusqu'à l'enlèvement du fer. Quand on frappe le sabot, celui-ci rend un son creux, juste au-dessus de la séparation.

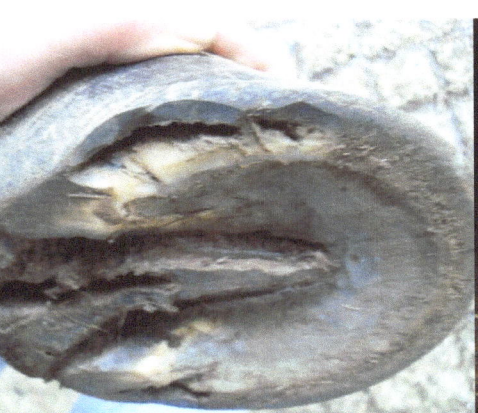 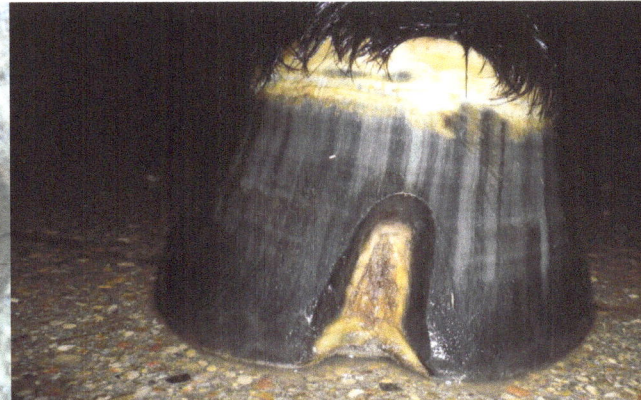

Traitement

Cet accident, d'ailleurs sérieux, ne cause pas toujours de boiterie. Si l'on veut essayer une cure, il faut enlever toute la partie décollée de la paroi jusqu'à ce que l'on trouve la corne blanche solide, et boucher toutes les crevasses. Pour traiter la bactérie, l'iode (teinture d'iode) est la plus efficace ainsi qu'un suivi journalier (brossage de la cavité atteinte).

Pour traiter le champignon, l'oxygène (eau oxygénée) d'où l'ouverture de la boîte cornée et le dégagement de la nécrose par l'acte de maréchalerie

On peut alors appliquer un révulsif autour de la couronne pour activer la sécrétion de corne saine *(il est aussi possible d'utiliser du miel de thym)* et faire sur la surface découverte un pansement d'étoupe goudronnée, jusqu'à ce que la paroi ait repoussé solide et forte.

Maladie naviculaire

Description

La maladie naviculaire est peut être le mal le plus grave dont puisse être atteint le pied du cheval.

Elle est localisée à la partie postérieure du pied au point où le grand tendon (perforant) passe au-dessus de l'os naviculaire juste avant l'entrée de celui-ci dans la sole du pied.

Elle est très fréquente chez les chevaux de voiture et de selle et a pour cause un travail excessif ou une allure exagérée sur des routes dures, surtout si les pieds sont mal ferrés et si la fourchette ne touche pas le sol.

Dans certains cas, on croit qu'il existe une prédisposition naturelle à la maladie. Ajoutons que les pieds antérieurs en sont seuls atteints.

Les pieds sont en général contractés au talon et plus chauds que de coutume. A l'écurie ou au repos, le cheval « craint son pied » (c'est-à-dire qu'il place le pied en avant en soulevant légèrement les talons car cette position le soulage). Si les deux pieds sont atteints, le cheval se pose tantôt sur l'un, tantôt sur l'autre. Si la maladie n'est pas extrêmement avancée, il peut marcher au pas sans boiter.

C'est au trot sur terrain dur et surtout avec un cavalier sur le dos qu'il montre sa boiterie, faisant des pas courts, et marchant sur les pinces, ce qui use plus vite les fers : en outre, il bute et descend malaisément les côtes. Après avoir travaillé quelque temps, la boiterie disparaît dans une certaine mesure.

En frappant sur la sole de chaque côté de la fourchette, ou en faisant avec le pouce une assez forte pression dans le creux du talon, on provoquera une souffrance marquée et on augmentera la boiterie.

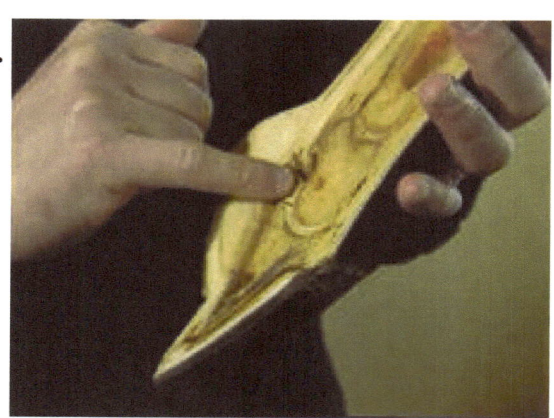

Traitement

Même prise dans ses débuts, cette maladie peut rarement être traitée avec succès.

On doit baisser la paroi du sabot aussi bas que possible de façon à permettre à la fourchette de reposer sur le sol et, dans ce but, on emploie avec avantage la ferrure péri plantaire.

Des lotions froides, des cataplasmes sur les pieds, un séjour forcé dans l'eau froide et dans Peau courante, ou encore dans de la terre glaise arrosée d'eau salée peuvent donner quelques résultats.

La stalle ou le boxe devront être recouverte de tourbe, de tan ou de mousse. La nourriture sera légère, du fourrage vert, des mashes liquides, etc.

Après une ou deux semaines de ce traitement, on appliquera un vésicatoire autour de la couronne et surtout dans le creux du talon.

Un séjour d'un ou deux mois dans une prairie humide peut produire des effets très salutaires.

Si la boiterie persiste, on peut passer un séton à travers la fourchette. Si cette cure reste sans effet, il faut pratiquer la névrotomie, c'est-à-dire couper les nerfs sensitifs de chaque côté de la jambe : cela supprimera la sensibilité du pied, empêchera la boiterie, mais sans guérir le mal.

Dans bien des cas, cette opération est très efficace, car elle supprime la douleur et permet d'utiliser le cheval pendant des années, mais le maréchal devra en ferrant l'animal veiller à ne pas blesser le pied avec des clous.

Il faudra également faire très attention aux blessures possibles du pied, car l'animal ne ressentant plus aucune douleur ne boitera jamais. Toutefois, les blessures peuvent guérir aussi vite dans un pied insensible que dans un pied normal.

Description

En ferrant le cheval, le maréchal peut le blesser par ignorance, négligence ou simple accident. Nous avons déjà dit que les bleimes résultent parfois d'une mauvaise ferrure.

En enfonçant les clous dans les parties sensibles, ou trop près de celles-ci, le maréchal peut faire à l'animal une blessure douloureuse qui amènera une boiterie.

S'il découvre son erreur de suite, il enlève le clou, et, si aucune saleté n'est entrée dans la plaie, le mal peut être complètement conjuré.

Si, au contraire, le clou reste, si une matière étrangère pénètre dans la plaie, il en résulte une inflammation qui peut amener de la suppuration en causant une vive souffrance et une forte boiterie.

Le pied sera très chaud et l'animal s'efforcera de le reposer en le levant constamment et en le remuant, comme s'il craignait de lui faire porter le poids de son corps.

Si l'on frappe l'endroit malade avec un marteau, ou si l'on presse avec des tenailles la sole et la paroi dans la région blessée, l'animal manifestera une grande souffrance; ce sera l'indication du siège de la blessure.

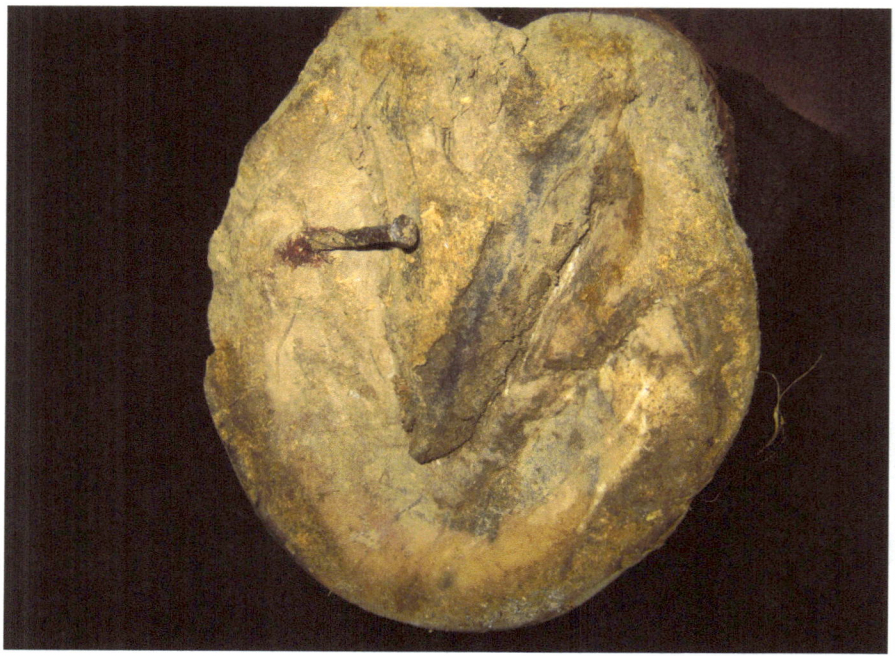

Traitement

Enlever le fer, parer la sole au point blessé, jusqu'à ce qu'elle soit tout à fait mince, faire à l'aide d'un petit canif une ouverture entre la sole et la paroi sur le trajet du clou, de façon à diminuer la pression et à donner une issue au pus qui peut s'être formé : placer ensuite le pied dans un seau d'eau chaude pendant une heure environ et appliquer un grand cataplasme.

Quand la boiterie a disparu, remettre le fer sans placer de clous à l'endroit blessé et remplir la cavité avec du goudron et de l'étoupe.

Parfois, en faisant cette opération, on s'y prend maladroitement et on cause une vive pression contre la paroi en froissant les parties sensibles de l'intérieur. Pour placer le fer contre le sabot, le marteau doit d'abord s'appliquer contre la base et venir ensuite légèrement vers la pointe.

C'est généralement le procédé inverse qui est la cause du mal.

Dans ce cas, enlever le fer et tremper le pied dans l'eau chaude pendant quelque temps : si cela est nécessaire, appliquer un cataplasme.

Il arrive souvent aux chevaux ayant les pieds sensibles, que le maréchal cloue le fer d'une façon trop serrée, ce qui donne à l'animal un pas court et gêné. Cet état peut se prolonger pendant quelques jours, et même causer de l'inflammation. Il n'y a qu'à enlever le fer, et à l'ajuster d'une façon plus lâche avec des clous plus petits.

Description

Sur chaque aile de l'os du pied se trouve une grande plaque élastique de cartilages, dont on peut distinctement sentir le bord supérieur au-dessus de chaque côté du sabot, vers les talons, et dont le rôle très important est de donner de l'élasticité aux mouvements de cette partie du membre.

Chez certains chevaux, surtout chez les trotteurs, ces cartilages deviennent rigides et s'ossifient, soit par suite de l'emploi de hauts crampons, soit à la suite de chocs sur des routes dures; le mal se montre généralement dans les pieds de devant.

Chez les chevaux marchant à allure lente, cette modification est moins grave que chez les chevaux de selle ou d'attelage, qui en boitent généralement.
S'il y a boiterie, le cheval fait des pas courts, faisant porter son poids davantage sur le devant que sur le derrière du pied.
On peut facilement reconnaître l'état des cartilages, en les pressant avec les doigts juste au-dessus du sabot. On les trouvera durs et résistants.

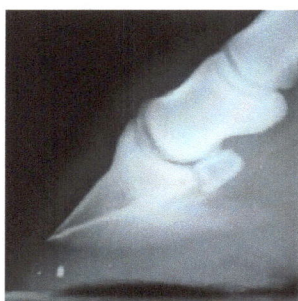

Traitement

Au début, s'il y a inflammation, et si l'on soupçonne une altération, il faut employer des lotions et des cataplasmes, et, si la boiterie ne disparaît pas, des vésicatoires ou le feu comme dernière ressource.
Si cette cure reste encore sans résultat, il y a lieu de recourir à une ferrure spéciale (des fers à barre ou des fers péri plantaires), pour que la fourchette supporte tout le poids.

Comment faire un cataplasme

Soin intensément naturel utilisé depuis des siècles, le cataplasme permet de traiter diverses affections telles que troubles cutanés (acné, eczéma...), douleurs articulaires et musculaires, rhumatismes, lésions de la peau, enflures... Si sa préparation nécessite quelques précautions, elle se réalise très facilement et s'adapte à tout type d'ingrédients ou presque.

Quelles sont les fournitures nécessaires ?

Argile, boue, plantes... selon l'affection à traiter
 Un linge doux, ni trop épais ni trop fin

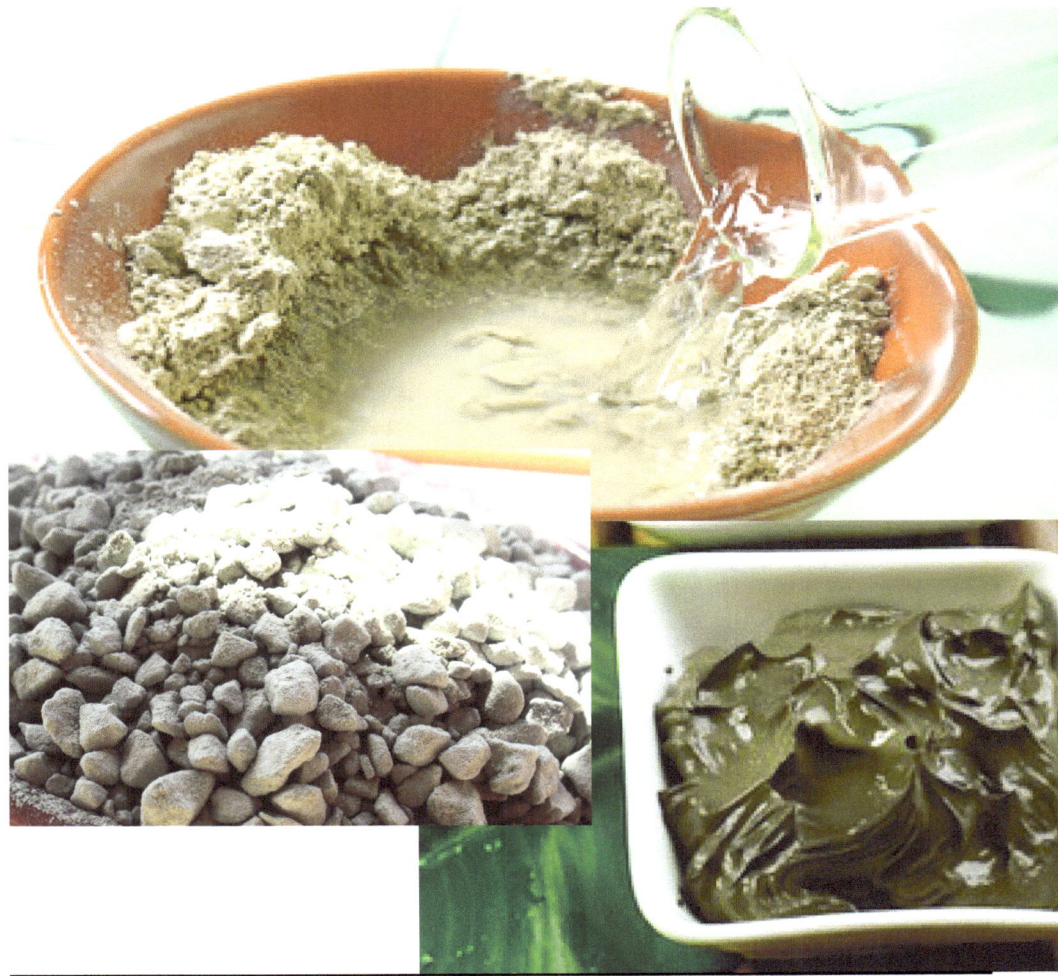

Étapes de réalisation

1.

Les ingrédients composant le cataplasme doivent évidemment être adaptés à la nature du trouble à traiter. Les plus utilisés sont l'argile et la boue, mais d'autres préparations telles que plantes infusées, algues, fromage blanc, pâte à base de farine ou de moutarde... sont toujours possibles. Des huiles végétales et / ou essentielles peuvent également être ajoutées.

2.

Préparez la pâte en mêlant les ingrédients choisis et un peu d'eau si nécessaire (pour l'argile en poudre), que vous pouvez faire ou non chauffer. Un cataplasme chaud ou tiède prodigue généralement plus de bienfaits, mais la température doit être adaptée au caractère de l'affection et, quelquefois, à celle des ingrédients et de la peau.

3.

Une fois que la pâte présente une consistance homogène et suffisamment épaisse, ainsi qu'une température idéale (surtout pas trop chaude : méfiez-vous des risques de brûlure !), étalez-la sur le linge en une couche raisonnablement épaisse (le cataplasme ne doit pas être trop lourd) et repliez le tissu de manière à enfermer parfaitement la préparation.

4.

Si cette technique présente des avantages pratiques indéniables (on évite notamment les coulures), la pâte peut également être étalée directement sur la peau, puis recouverte d'un linge (ou d'un film plastique pour les cataplasmes froids) maintenu le mieux possible (à l'aide d'un bandage par exemple).

5.

La durée d'application oscille entre dix et trente minutes, voire plus. La fréquence dépend de la nature du trouble et des effets obtenus ; trois à quatre fois par jour représente une bonne moyenne, afin de permettre à la pâte de prodiguer tous ses bienfaits.

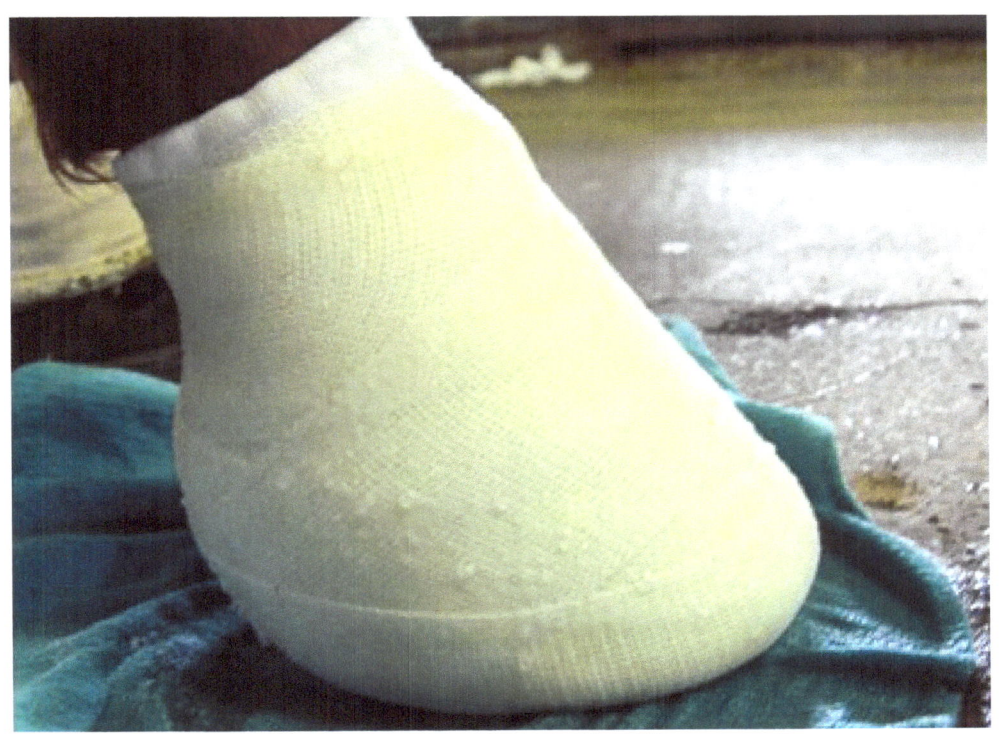

Des exemples de fers

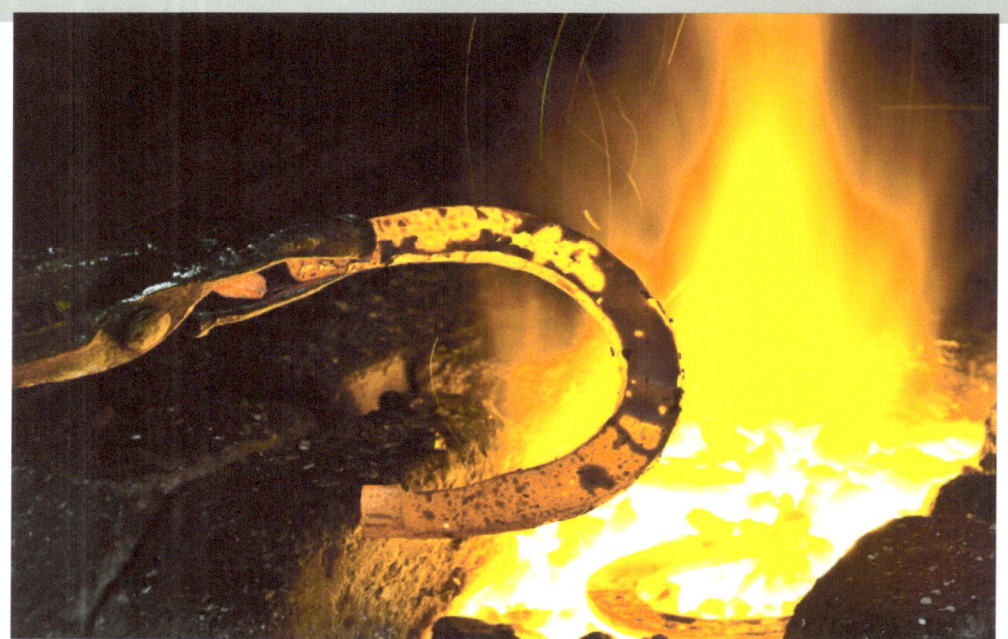

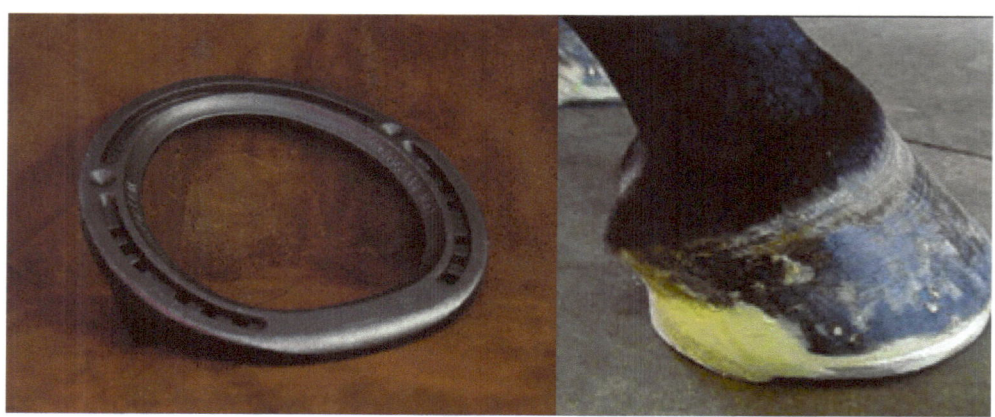

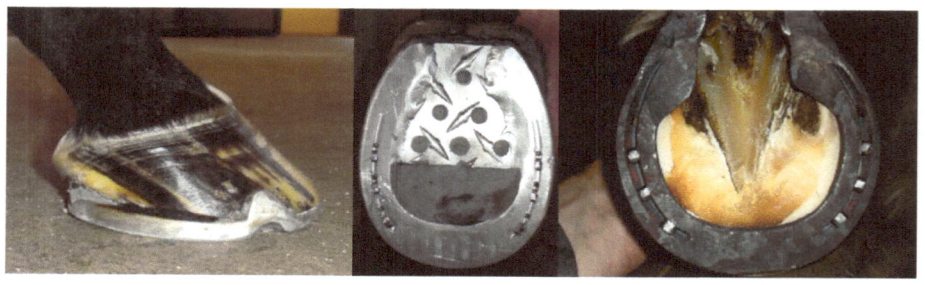